AF457231

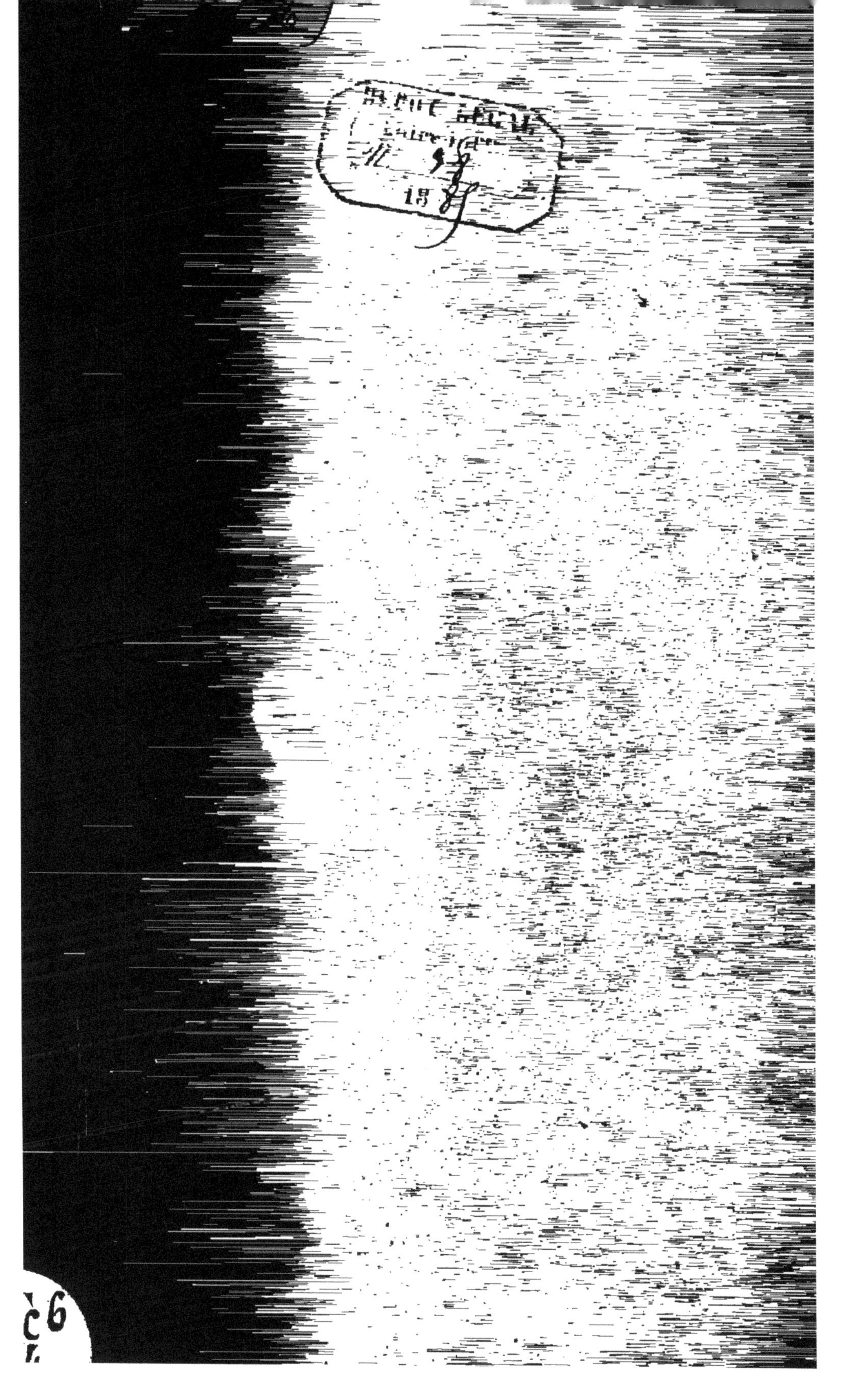

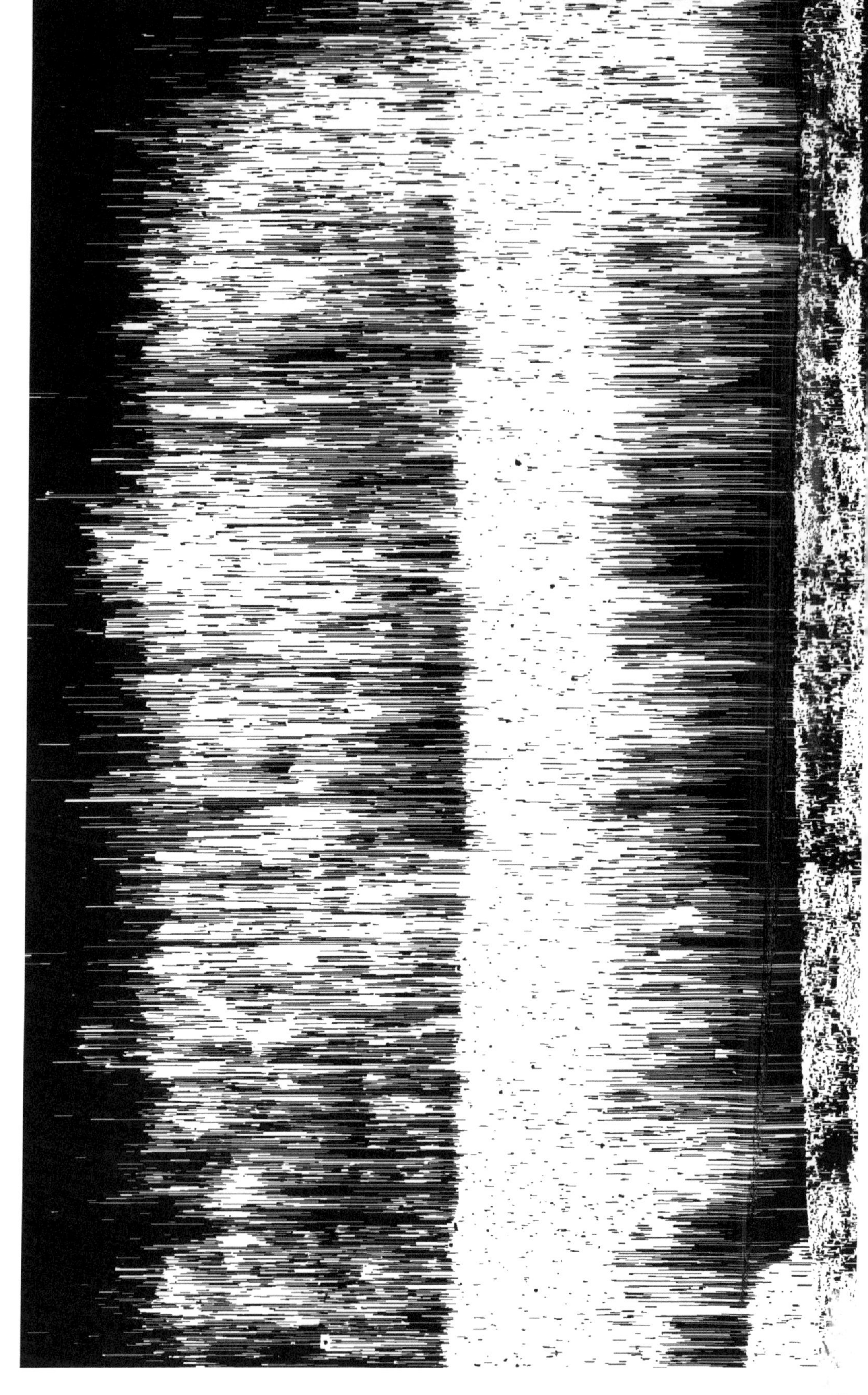

ÉTUDE SUR LE CLIMAT

DE LA COCHINCHINE

Par A. DELTEIL,

Pharmacien principal de la marine en retraite.

Le climat et la salubrité d'une contrée dépendent non seulement de la température, des vents dominants, du régime des pluies, de la situation géographique, mais aussi de la constitution du sol, de la nature des eaux, des habitudes des diverses races qui vivent dans le pays, etc..., toutes circonstances qui exercent sur la santé de l'homme une influence bonne ou mauvaise. Il n'est donc permis d'en négliger aucune quand on veut se rendre compte de l'état sanitaire d'une région donnée. Cela revient à dire que pour bien connaître un climat, il faut d'abord étudier les *milieux*, c'est-à-dire le *sol*, les *eaux*, l'air *atmosphérique*, puis certains autres éléments secondaires, tels que les *mœurs* des populations, leur *régime alimentaire*, leur *habitat*, etc.

C'est ainsi que nous allons procéder pour étudier le climat de la Cochinchine.

Pour plus de clarté et de méthode, nous diviserons notre sujet en cinq parties :

1° Topographie, hydrographie et constitution géologique de la Cochinchine française ;

2° Hydrologie ;

3° Météorologie ;

4° Ethnographie, mœurs, habitat, régime alimentaire des diverses races vivant sur le sol de la Cochinchine ;

5° Salubrité et acclimatement.

CHAPITRE Ier.

TOPOGRAPHIE ET CONSTITUTION GÉOLOGIQUE DE LA COCHINCHINE FRANÇAISE.

Topographie. — La Cochinchine française, désignée par les Annamites sous le nom *Gia-Dinh,* a la forme d'un vaste quadrilatère constituant la pointe Sud de la presqu'île de l'Indo-Chine.

Elle est baignée à l'Ouest, par le golfe de Siam, à l'Est, par la mer de Chine.

Le royaume de Cambodge la borne au N.-O. Au N. et au N.-E. existent de vastes forêts habitées par des tribus indépendantes, désignées généralement sous le nom de sauvages *Stiengs* ou de *Moïs,* qui séparent la Cochinchine de la province annamite de *Binh-Thuân,* que les derniers traités passés avec l'empereur d'Annam, par M. Harmand, avaient concédée à la France.

La superficie de la Basse-Cochinchine dépasse 60,000 kilomètres carrés. Elle est située entre le 102° et le 105° 11' de longitude Est, et les 8° et 11° 30' de latitude Nord.

Sol. — Le sol de la Cochinchine est généralement plat ; ce n'est que dans les provinces de Bien-hoa, de Tay-ninh, de

Baria, de Chaudoc et de Hâtien, que l'on rencontre des reliefs montagneux. Du côté de Bien-hoa, ce sont les dernières ramifications des montagnes du Thibet qui séparent le royaume d'Annam de la vallée du Mékong. Les plus hauts sommets ne dépassent pas 600^{m} d'altitude. A Chaudoc, on aperçoit quelques pics montagneux dépendant de la chaîne des Eléphants, dont l'altitude atteint à peine 3 à 400^{m}.

Hydrographie. — La Basse-Cochinchine est arrosée par deux grands fleuves principaux : le *Donài* et le *Mékong* ; par des rivières secondaires : celle de *Saïgon*, le *Vaïco oriental* et *occidental*, et par un grand nombre de cours d'eau de moindre importance, que l'on désigne sous le nom d'*Arroyos*.

Au point de vue hydrographique, elle peut être divisée en deux grands bassins : celui du *Donài* et celui du *Mékong*.

Le *Donài* prend sa source dans le pays des Moïs, au-dessus de la province de Bien-hoa. Il se compose de quatre fleuves profonds, quoique de peu d'étendue, parallèles entre eux pendant la plus grande partie de leur cours supérieur et se reliant ensuite deux à deux pour se jeter à la mer par les deux ouvertures du *Soarap* et du *Cangiou*, au cap Saint-Jacques.

La *rivière de Saïgon*, qui se confond dans une certaine partie de son cours avec le Soarap, a sa source sur les limites du Cambodge ; elle doit être considérée jusqu'à un certain point comme un affluent du Donài ; elle est plus profonde et plus navigable que ce dernier fleuve. Devant Saigon, elle mesure 400^{m} de large et 10^{m} de fond.

Deux autres rivières de moindre importance : le *Vaïco oriental* et le *Vaïco occidental*, coulent, la première parallèlement à la rivière de Saigon, la seconde parallèlement au cours du Mékong, et se réunissent au-dessous de *Chôlen* en un seul bras pour se jeter dans la mer. Elles concourent, comme les bouches du Donài, à former le delta marécageux que l'on rencontre aux environs du cap Saint-Jacques.

Le *bassin du Mékong* a une importance bien plus considérable. Le Mékong est, en effet, un des plus grands fleuves du monde. Il prend sa source dans les montagnes du *Thibet,* traverse les extrémités S.-O. de la Chine, longe toute la partie occidentale du royaume d'*Annam,* le *Laos Siamois,* passe ensuite dans le *Cambodge* et se partage en trois branches à *Pnom-Penh,* capitale du Cambodge : la première remonte vers l'Ouest et va se perdre dans le grand lac de *Ton Lé-Sap* (Cambodge) ; les deux autres, le fleuve antérieur et le fleuve postérieur, traversent la Basse-Cochinchine et vont se jeter à la mer par cinq embouchures, formant un *delta* d'une vaste étendue, qui tend à s'accroître annuellement. Vers la partie tout à fait inférieure de la Cochinchine, dans la province de *Rach-gia,* existent encore quelques rivières de peu d'importance.

Le système hydrographique de notre possession est complété par un grand nombre de canaux creusés de main d'homme qui font communiquer plusieurs bras du fleuve entre eux. Les principaux sont : le *canal* d'*Hâtien,* celui de *Rach-gia,* et l'*Arroyo de la Poste,* près de Saïgon.

Constitution géologique. — Le sol de la Basse-Cochinchine est d'origine alluvionnaire de formation récente. Dans les parties basses, il est argileux ; en s'éloignant de la mer il devient argilo-ferrugineux, puis argilo-siliceux du côté des montagnes.

Quant au *sous-sol,* il est entièrement vaseux ; mais quelle que soit sa profondeur, il a pour base un sol primitif composé de granit. Dans les parties élevées, il est constitué par une sorte de conglomérat argilo-ferrugineux, connu sous le nom de *pierre de Bien hoa,* qui, primitivement mou et ductile, a la singulière propriété de durcir et de prendre la consistance de la roche quand il est exposé à l'air pendant quelques jours. On s'en sert principalement pour macadamiser les routes.

Les alluvions sont composées de graviers, de sable, de matières organiques et de limons plus ou moins semblables aux argiles, mélangés à des débris marins de toute espèce apportés par les marées.

La formation du sol actuel de la Basse-Cochinchine serait à peine antérieure aux premiers siècles de notre ère. D'après les recherches de M. l'ingénieur Fusch, qui a visité et étudié le pays en 1882, la partie basse de la Cochinchine était autrefois occupée par la mer ; le *Mékong* avait son embouchure à *Ph'nom-Baché,* village situé aujourd'hui très avant dans les terres. On a trouvé, dans des fouilles, un grand nombre d'objets curieux se rapportant à l'industrie de la pêche. Ce grand fleuve se jetait dans la mer de Chine, formant un vaste golfe limité par le cap Saint-Jacques, d'un côté, et la montagne de l'Eléphant, de l'autre. Il se terminait par une anse étroite occupée aujourd'hui par les grands lacs. Voici par quel mécanisme les eaux troubles et chargées de limon du Mékong sont parvenues en si peu de temps à surexhausser le sol de la Cochinchine, au point où il est arrivé aujourd'hui. Le Mékong, qui a aujourd'hui un parcours de 3,000 kilomètres de longueur, envoie annuellement dans les mers de Chine 1,400 milliards de mètres cubes d'eau, d'après les calculs de M. Fusch. Cette eau ne contient pas moins de 1 gr. de limon par litre, c'est donc plus d'un milliard de mètres cubes de limon déposé annuellement sur les terres de la Cochinchine. Sur une surface aussi grande que la France, cela représenterait une épaisseur de 3 millim. Cette accumulation de vase a formé d'abord des barres et des îlots sablonneux qui se sont couverts de palétuviers et qui ont mis obstacle, en un grand nombre de points, au cours régulier des eaux du grand fleuve, ce qui lui a permis de constituer des dépôts de plus en plus épais. Aussi, actuellement, non seulement le sol de la Cochinchine s'accroît en hauteur, mais il tend aussi à s'accroître en étendue dans la partie Sud.

Chaque année, la Cochinchine est soumise, à l'époque de la saison des pluies, en septembre principalement, à une immense inondation qui est due à un phénomène particulier. Les eaux du Mékong augmentent de 12 à 14^{m} de hauteur pendant l'hivernage ; elles rencontrent le fleuve descendant des grands lacs, à la hauteur de Pnom-Penh ; comme il y a une différence de niveau entre les deux fleuves, les eaux du lac sont refoulées jusqu'à ce qu'il se fasse une sorte d'équilibre entre les deux étiages, c'est-à-dire jusqu'à ce qu'elles atteignent 7 à 8^{m}. Alors elles se joignent aux eaux du Mékong, descendent avec lui et provoquent, sur tout leur parcours, l'inondation annuelle qui répand sur la Basse-Cochinchine le limon qui maintient et augmente sa fertilité. Mais ce refoulement des eaux du fleuve qui se rend aux grands lacs du Cambodge a pour conséquence d'envaser ces derniers. Et on peut prévoir l'époque où ces vastes et immenses réservoirs, qui approvisionnent de poisson salé l'Indo-Chine et une partie de la Chine, seront à sec et ne pourront plus servir que de rizières.

Les sondages, qui ont été exécutés sur un assez grand nombre de points de la Cochinchine, ont démontré qu'on ne trouvait, jusqu'à 100^{m} de profondeur, que de la vase constituée par des argiles et des sables. Pour établir des piles de ponts sur les Arroyos que doit traverser le chemin de fer de Mytho à Saïgon, auquel on travaille depuis longtemps, on est obligé d'employer des pieux en fer terminés par une vis à pas très large et très évasé. On les enfonce par un mouvement de torsion, comme on le fait d'un tire-bouchon. Il faut souvent traverser 30 et 40^{m} de vase avant d'arriver à un terrain résistant. Un ingénieur hydrographe, qui est resté quelques années en Cochinchine et qui l'a étudiée au point de vue de la constitution physique de son sol, avait émis l'idée que la Cochinchine pouvait être considérée comme une mer vaseuse sur laquelle flottait une croûte plus ou moins épaisse d'un sol relativement dense et résistant. Il avait remarqué que le fond des rivières et des arroyos affectait la forme ronde d'un *dos d'âne,* ce qui est dû, d'après lui, à la pression exercée de chaque côté des deux rives par la couche superficielle du sol sur la vase qui se trouve au-dessous d'elle. La vase, fluide du fond des arroyos, recevant une pression moins forte que celle exercée sur les deux rives, doit tout naturellement subir une élévation, une sorte de bombement qui se remarque dans presque tous les cours d'eau de faible importance. Cette explication n'est point aussi paradoxale qu'elle en a l'air et semble parfaitement en rapport avec le phénomène observé depuis longtemps.

Au point de vue minéralogique, M. l'ingénieur des mines Petiton s'est occupé, de 1868 à 1870, de recueillir des échantillons des principales roches et minerais qu'il a rencontrés dans toutes les provinces qu'il a parcourues.

Il admet trois groupes de roches à structure granitoïde :

1° Montagnes de Bien-hoa et Long-thann, au N.-E. de la Cochinchine, avec terrains sédimentaires ;

2° Montagnes de Tay-ninh, au N. et à l'E., avec massifs de grès ;

3° Montagnes de Chaudoc, au N., et d'Hâtien, à l'O., avec lambeaux de grès massif. Roches argilo-sableuses, quartzites, schistes et calcaires d'Hâtien. Les grès couvrent d'immenses surfaces de terrain ; la grande île de Phu-quoc en est entièrement composée.

On rencontre des mines d'or et de fer dans la province de

Bien-hoa ; des mines d'argent dans la province d'Hâtien ; de très belles lignites ou *jaillet* à Phu-quoc, avec lesquelles on fabrique à Saïgon de très jolis bracelets. L'argile plastique y est très abondante ; elle sert à faire des poteries communes et des vases d'un travail artistique assez élégant, à *Caï-mai,* dans les environs de Cholen. Le granit blanc, gris, noir, est commun à Baria ; le syénite porphyroïde se rencontre à Nam-Dinh ; la diorite orbiculaire, à Bien-hoa ; le calcaire statuaire blanc et rose, à Hâtien.

CHAPITRE II.

HYDROLOGIE.

La question des eaux potables a une importance plus considérable en Cochinchine que partout ailleurs, étant donnée la constitution physique du sol et son mode de formation. L'eau peut servir de véhicule à tant de matières organiques nuisibles, à tant d'agents destructeurs de la santé, qu'on ne saurait l'examiner avec assez de soin et rechercher les moyens de la purifier.

Un de mes collègues de la marine, M. Lapeyrère, pharmacien de 1re classe, s'est livré, pendant l'année 1878, à des études fort intéressantes, non seulement sur les eaux de la Cochinchine, mais encore sur celles du Cambodge et du Tonkin. C'est son travail que je vais résumer en quelques mots.

Les postes militaires de la Cochinchine, du Cambodge et du Tonkin sont alimentés par des eaux que l'on peut diviser en *eaux fluviales, eaux de pluie, eaux de source ou de puits.*

Toutes ces eaux sont généralement pauvres en acide carbonique et en chaux. Leur température diffère très peu de celle de l'atmosphère.

Les eaux pluviales et les eaux de puits sont claires, mais celles des fleuves sont louches et jaunâtres, en raison des matières argilo-ferrugineuses qu'elles tiennent en suspension.

Elles sont presque toutes pourvues de matières organiques et organisées de nature végétale (conferves du genre *palmella* ou *zooglea, algues jaunâtres, matières granulaires-gélatineuses,* en forme de filaments ou de plaques découpées sur les bords). Ces matières sont susceptibles de se décomposer au bout de peu de jours ; elles rendent l'eau nauséabonde et sulfhydrique. Les eaux de la caserne d'infanterie et du château d'eau de Saigon qui alimentent la ville sont les meilleures et les plus pures. Elles ne renferment que 4 à 5 milligr. de matières organiques par litre.

Le degré hydrotimétrique des eaux de puits et de source oscille entre 3° et 8°, celui des rivières est de 10° à 11°. La rivière de Saïgon atteint 32° et 43°. Le faible degré hydrotimétrique des eaux des fleuves prouve que ces immenses cours d'eau proviennent en grande partie de la fonte des neiges des montagnes du Thibet. Cette raison explique également leur manque presque absolu d'air et d'acide carbonique.

Les eaux des puits et des sources diffèrent tellement peu des eaux pluviales, quant à leur composition chimique, qu'elles semblent plutôt dues à la pénétration dans le sol des eaux de fleuves par fissure souterraine qu'à la filtration régulière des eaux de pluie à travers les couches du sol. La limpidité de ces eaux est due à l'état de repos dans lequel elles se trouvent une fois arrivées sur la couche imperméable souterraine.

La quantité de matière fixe par litre varie entre 0gr,04 et 1gr,37. Dans les bonnes eaux potables, elle est, en moyenne, de 0gr,15.

Quand on veut purifier les eaux qui ne paraissent pas être assez claires pour être bues, on peut y arriver par deux moyens : 1° par *l'ébullition ;* 2° par *l'alunage,* à raison de 10 à 15 centigrammes d'alun par litre, suivi de la filtration.

Les eaux qui peuvent être bues sans alunage ni filtration, sont celles de Saïgon, de Cholen, de Tong-Keou, de Bien-hoa et Tay-ninh.

Celles qui demandent quelquefois l'alunage et la filtration sont celles de Poulo-Condor et de Barria.

Enfin toutes les autres eaux des diverses localités de la colonie ont toujours besoin d'être alunées et filtrées.

En outre de ces deux opérations, l'ébullition devrait toujours être employée, afin d'avoir la certitude que les germes et les matières organiques qui s'y trouvent ont été détruits.

Voici le tableau de l'analyse de toutes ces eaux :

LOCALITÉS.	DEGRÉ hydrotimétrique.	MATIÈRES organiques par litre.	MATIÈRES minérales par litre.
Saïgon. caserne d'infanterie	6°	0gr 004	0gr 085
Saïgon. château d'eau	8°	0 015	0 212
Saïgon. rivière	37°	»	»
Mytho, rivière	8°5	0 030	0 353
Bentré, id.	10°5	0 047	0 352
Cantho, id.	8°5	0 030	0 165
Vinlong, id.	8°	0 020	0 117
Chaudoc, id.	5°5	0 015	0 075
Pnom-Penh, id.	5°5	0 022	0 079
Hâtien, puits	5°	0 040	0 084
Long-Xuyen, rivière	6°	0 018	0 040
Travinh, puits	29°	0 018	1 196
Soctrang, id.	11°	0 098	0 306
Cholen, rivière	8°	0 009	0 034
Baria, puits	4°5	0 010	0 350
Poulo-Condor, id.	5°	0 010	0 080
Bien-Hoa, id.	6°	0 008	0 054
Tanninh, id.	8°	0 008	0 059
Quinonh, id.	7°	0 015	0 110
Haï-phong, id.	5°	0 015	»

CHAPITRE III.

MÉTÉOROLOGIE.

Un service météorologique fut institué à Saïgon, dès le début de la conquête, et confié aux médecins et pharmaciens de la marine. Plus tard il s'étendit aux diverses provinces de la basse Cochinchine, au fur et à mesure qu'elles étaient occupées par nos troupes. En 1882, ce service fonctionnait dans d'assez bonnes conditions et comprenait même les villes de *Pnom-Penh,* capitale du Cambodge, de *Hué,* capitale de l'Annam, et d'*Haï-Phong,* capitale du Tonkin.

Pour Saïgon, les moyennes d'observations faites jusqu'à ce jour sont assez nombreuses pour donner une idée relativement exacte du climat de cette ville ; mais celles faites dans les autres villes ont été commencées depuis trop peu de temps pour qu'on puisse en tirer des conclusions rigoureuses.

Les instruments employés à ces observations ne comportaient point toute la précision désirable. Outre que les thermomètres n'avaient pas été réglés au départ de France et comparés avec ceux de l'Observatoire, ils étaient la plupart du temps placés dans des endroits qui ne pouvaient donner exactement la température du lieu.

En effet, pour qu'une observation thermométrique ait une valeur réelle, il faut que l'instrument se trouve en plein air et à l'ombre, sous un abri à double toit convenablement orienté et aéré, et que le sol soit gazonné au-dessous et tout autour afin que la chaleur rayonnante ne puisse influer sur la boule thermométrique. On préfère même, à présent, employer les thermomètres frondes que l'on fait tourner lentement au moment de l'observation et dont on lit rapidement le degré. C'est la meilleure manière, reconnue aujourd'hui, d'avoir une observation exacte.

Il faut bien dire qu'aucune de ces précautions n'avait été prise en Cochinchine au moment de mon arrivée, en avril 1882. A partir de cette époque, je fis placer au milieu de la cour de l'Hôpital militaire de Saïgon un double abri pour *thermomètres, psychromètre* et *ozonomètre*. J'établis un thermomètre à 0 m. 30 cent. de profondeur dans le sol pour en déterminer la température. Je fis demander en France des *thermomètres étalons,* un *baromètre* réglé à l'Observatoire, un *pluviomètre décuplateur,* un *évaporomètre,* un *actinomètre,* pour mesurer l'activité des rayons solaires tombant sur une surface donnée, et enfin un *anémomètre* à ailettes.

C'est au moment où la maladie me força à quitter la colonie que ces divers instruments arrivèrent à Saïgon. Si je n'ai pas eu la joie de les installer moi-même et de les soumettre aux observations auxquelles je les destinais, j'ai du moins la satisfaction de penser qu'aujourd'hui l'Hôpital de Saïgon est doté d'un observatoire météorologique muni d'instruments précis et comparés, à l'aide desquels on pourra, d'ans l'avenir, faire un ensemble d'observations intéressantes qui auront une signification scientifique.

Je vais résumer en quelques mots les résultats obtenus par les différents observateurs de Saïgon et de quelques autres points de la Basse et Haute-Cochinchine, faisant néanmoins toutes réserves au sujet de leur précision, étant données les conditions dans lesquelles elles ont été faites.

Il existe, en Cochinchine, deux saisons bien tranchées :

Saisons. — 1° Une *saison sèche,* de novembre à avril, caractérisée par une absence presque complète de pluie, un abaissement de température notable et une mousson de N.-E. relativement fraîche.

2° Une *saison humide,* de mai à octobre, caractérisée

par des pluies abondantes, des orages fréquents, une chaleur étouffante et humide et de faibles vents de S.-O.

Température. — La moyenne de la température peut être représentée par les chiffres suivants :

Saïgon, capitale de la Cochinchine.....	27°01
Pnom-Penh, capitale du Cambodge......	27°44
Haï-Phong, capitale du Tonkin..........	24°56

Plusieurs observateurs considèrent la moyenne de la température de Saïgon comme atteignant de 28 à 29°, mais ces chiffres nous paraissent exagérés.

Les maxima et minima extrêmes observés dans ces trois localités sont :

	Maximum extrême.	Minimum extrême.
Pour Saïgon..............	35°	18°
Pour Pnom-Penh...........	35°8	19°4
Pour Haï-Phong............	36°8	9°8

C'est en janvier qu'on observe les températures les plus basses, et en avril et mai les températures les plus élevées. Pendant ces deux derniers mois les chaleurs sont atroces, la mousson de N.-E. est terminée, celle de S.-O. n'est pas encore établie ; on ne ressent aucune brise, la moyenne de la température est de 29 à 30° jour et nuit, l'état électrique de l'atmosphère est aussi chargé que possible ; Saïgon devient, à cette époque, une véritable fournaise. On soupire après les premières pluies qui amènent, il est vrai, de violents orages, mais du moins mettent fin à ces chaleurs terribles qui provoquent des congestions chez les gens sanguins et jettent les gens nerveux dans des états d'agitation difficiles à supporter pendant longtemps.

Au Tonkin, les chaleurs de juin et juillet sont peut-être plus élevées qu'en Cochinchine, mais elles ne durent que quelques mois. A partir d'octobre jusqu'en mai, on jouit d'une température très modérée et qui s'abaisse tellement en plein hiver qu'on est obligé d'avoir des cheminées dans les appartements et d'y faire du feu. Dans les parties plus élevées et plus éloignées du Delta, le froid doit s'y faire sentir bien plus vivement; aussi le Tonkin deviendra-t-il pour les Européens un séjour acceptable et supportable, conditions que la Basse-Cochinchine ne remplira jamais pour notre race.

Pluies. — Le nombre moyen de jours de pluie est, pour Saïgon, de 160, représentant 1 m. 48 cent. de hauteur de pluie.

Les mois où il pleut le plus sont ceux de juin, juillet et de septembre. Pendant mon séjour en Cochinchine j'ai constaté 29 et 30 jours de pluie pendant ces mois-là. En août existe une petite saison sèche qui dure 15 à 20 jours, puis les pluies reprennent jusqu'en octobre.

La quantité de pluie qui tombe à Pnom-Penh et à Haï-Phong semble être plus considérable que celle qui tombe à Saïgon ; je n'ai pas de moyennes assez certaines pour pouvoir les insérer.

Humidité. — Dans un pays aussi humide que la Basse-Cochinchine, le psychromètre doit donner des chiffres constamment élevés. Il oscille entre 73, en mars, et 94, en octobre. La moyenne annuelle est de 80.

Orages. — La Cochinchine est par excellence le pays des orages. C'est là que ces météores se montrent dans toute leur terrifiante beauté. Pendant les mois d'avril et de mai on n'a que des orages avortés, le ciel se couvre toutes les après-midi de sombres nuées chargées d'électricité, la chaleur est suffocante ; pas la moindre brise pour rafraîchir l'atmosphère ; mais rien n'éclate, le lendemain matin le soleil apparaît dans toute sa splendeur et l'orage menace de nouveau dans l'après-midi. C'est vers la fin de mai et pendant le mois de juin principalement que le ciel de Saïgon est mûr par les orages. Ils débutent généralement et brusquement par un grand arc gris ardoisé, affectant la forme du *grain dit de Sumatra;* des nuées noires comme de l'encre, roulant les unes sur les autres, amènent une violente raffale accompagnée d'éclairs fulgurants. Le ciel semble s'ouvrir en une mer de feu ; ce ne sont pas les maigres éclairs en zigzags des orages de nos contrées, ce sont des nappes électriques qui jaillissent en tous sens et bouleversent les nerfs des malheureux Européens qui ne sont pas habitués à ces opulentes décharges du fluide orageux. Mais bientôt le tonnerre gronde, éclate avec un fracas épouvantable, les coups se succèdent sans interruption, tantôt stridents et imitant le déchirement d'une immense feuille métallique qui affecte péniblement l'oreille, tantôt pleins d'ampleur et de sonorité comme si les titans déchargeaient sur notre globe de gigantesques pièces d'artillerie. Aveuglé par les éclairs, assourdi par le fracas du tonnerre, énervé par l'intensité électrique, on ne sait où se réfugier pour échapper à la terreur de cet émouvant spectacle qui glace d'effroi les cœurs les plus intrépides. Enfin les cataractes du ciel s'ouvrent à deux battants, la pluie se déverse à torrents, la foudre tombe sur quelque édifice ou s'éloigne, et la fraîcheur de cette ondée bienfaisante vous tire de l'état de prostration où l'on se trouvait depuis le début de l'orage.

Ordinairement ce phénomème météorologique dure 2 à 3 heures ; mais il se renouvelle souvent. On compte en effet, bon an mal an, 70 orages à Saïgon.

La fréquence de ce météore et le danger qu'il fait courir aux habitations ont obligé tous les propriétaires de maisons à Saïgon à faire mettre des paratonnerres sur leurs toits ; c'est peut-être la ville du monde qui contient le plus de paratonnerres. Les accidents ne sont pas rares dans les campagnes et l'on cite annuellement beaucoup de cas de morts survenues chez les Annamites ou parmi les troupeaux de buffles.

Ozône. — Il résulte des nombreuses observations faites à Saïgon, à l'aide des papiers iodurés amidonnés, que la moyenne ozonométrique se tient entre 4 et 5. Ces chiffres n'ont point grande signification, car si je m'en rapporte aux observations du même genre faites dans une autre colonie, la Réunion, où les orages sont extrêmement rares et où la moyenne ozonométrique atteint 7 et 8, il s'ensuivrait que l'air de la Cochinchine contiendrait moins d'ozône que l'atmosphère de la Réunion, conclusion inacceptable lorsqu'on se reporte aux conditions qui sont nécessaires pour donner naissance à l'ozône, c'est-à-dire des orages fréquents, le voisinage des forêts et une chaleur humide.

On peut donc dire que l'emploi des papiers iodurés amidonnés pour la recherche de l'ozône est à peu près insignifiant et ne donne lieu à aucune observation sérieuse.

Vents. — Saïgon, se trouvant assez éloigné de la mer, ne ressent que des brises relativement légères. L'absence d'un anémomètre n'a pas encore permis de constater l'intensité des vents régnants et le nombre de mètres qu'ils parcourent par seconde. A en juger par mon expérience personnelle, les brises de Saïgon ne doivent pas parcourir plus de 2 à 5 mètres par seconde. Sauf, cependant, pendant les grains et les bourrasques qui ne durent que quelques heures il est vrai, mais qui soufflent avec assez de violence pour renverser des paillottes et casser de grosses branches d'arbres.

Pression atmosphérique. — Les oscillations du baromètre sont assez faibles en Cochinchine. Elles varient entre 757 millimètres et 761 millimètres, la moyenne déduite de plusieurs années d'observations est de 759,50. Cela résulte de ce que les typhons n'exercent pour ainsi dire aucune influence sur la Cochinchine ; c'est à peine si le cap Saint-Jacques et les côtes de l'Annam en ressentent quelquefois les atteintes.

Etat du ciel. — On compte à Saïgon deux fois plus de jours clairs que de jours couverts. L'emploi de l'actinomètre dont j'ai parlé plus haut permettra d'établir pour l'avenir la mesure de l'intensité des rayons lumineux.

J'ai inséré, dans le tableau suivant, les observations météorologiques dont je viens de faire une énumération abrégée. Je l'ai accompagnée de quelques courbes qui permettront de mieux saisir les mouvements du thermomètre dans les différentes saisons de l'année :

Tableau.

MÉTÉOROLOGIE.

Moyennes de sept années (1874-1880).

MOIS.	TEMPÉRATURES.			PLUIES en millimètres.	DEGRÉS hygrométriques.	BAROMÈTRE à 0°.	OZONOMÈTRE.
	Maxima.	Minima.	Moyenne.				
Janvier	29°07	21°63	25°25	23m/m 7	78°00	762°7	7°3
Février	30°77	23°08	26°65	2m/m 8	69°31	762°7	5°2
Mars	32°53	24°44	28°24	17m/m 1	69°17	762°7	4°8
Avril	32°23	25°25	28°27	73m/m 6	78°96	761°4	3°8
Mai	33°17	25°57	28°54	139m/m 4	81°22	760°9	3°7
Juin	29°91	25°01	27°25	225m/m 6	87°03	760°6	3°8
Juillet	29°94	25°10	27°35	215m/m 6	85°06	760°2	4°3
Août	29°63	25°01	27°24	242m/m 1	84°68	760°7	4°0
Septembre	29°14	24°83	26°93	366m/m 3	86°70	760°8	4°2
Octobre	29°25	24°71	26°90	229m/m 5	86°54	761°7	3°6
Novembre	28°90	23°59	26°13	125m/m 9	79°87	760°9	5°7
Décembre	28°51	22°22	25°37	78m/m 8	83°35	761°3	6°4
Moyennes et sommes.	30°25	24°20	27°01	1.740m/m 4	80°82	761°4	4°7

SAÏGON. — COURBES MÉTÉOROLOGIQUES MOYENNES ANNUELLES 1874-1880

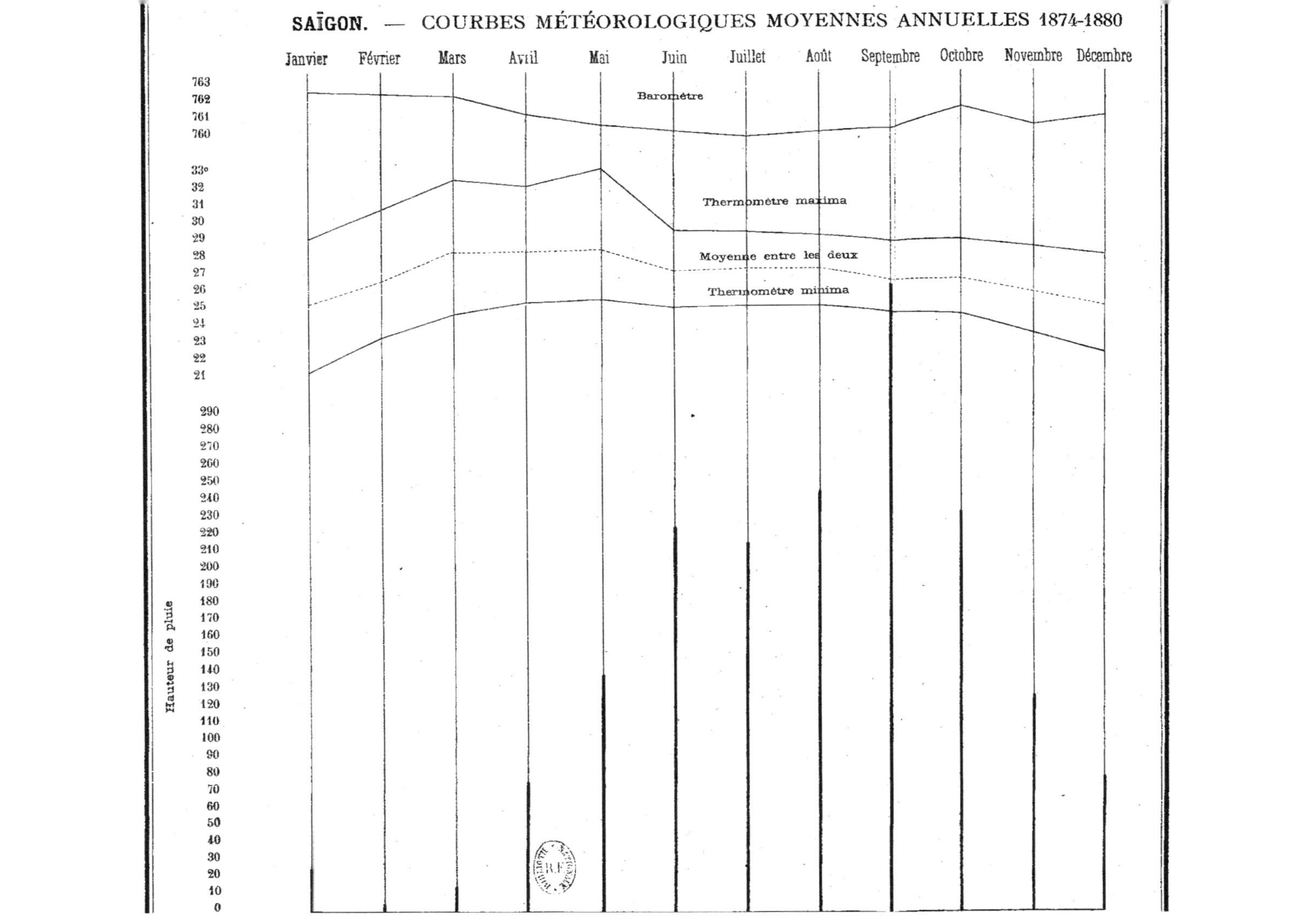

CHAPITRE IV.

ETHNOGRAPHIE. — MŒURS. — HABITAT DES DIVERSES RACES VIVANT SUR LE SOL DE LA COCHINCHINE.

La Cochinchine française est habitée par 1,500,000 Annamites et un grand nombre d'autres races dont l'ensemble constitue à peu près 200,000 âmes.

Il résulte des relevés de la population faits en 1882, qu'il y avait, en Cochinchine, à cette époque :

Chinois	50.000
Tagals	65
Malais	10.000
Malabars	600
Cambodgiens	105.000
Sauvages (Moïs, Chams, Stiengs)	2.000
Européens, commerçants et fonctionnaires	2.000
Population flottante	18.000

Les *Chinois* habitent principalement la grande ville de Cholen, située à 5 ou 6 kilomètres de Saïgon. On les rencontre aussi dans toutes les villes et les moindres villages des autres provinces de Cochinchine, où ils font presque tous le petit commerce du pays. Partout où il y a de l'argent à gagner et un échange à faire, on est toujours sûr d'y trouver un Chinois.

Le Chinois importe partout son costume et ses mœurs traditionnelles. A Saïgon, il se différencie de l'Annamite par son teint plus jaune, ses yeux plus obliques, son costume blanc et sa fameuse queue qui lui descend jusqu'aux talons. La figure des artisans chinois n'est pas aussi laide qu'on pourrait le supposer ; elle est souvent régulière, presque toujours intelligente. La physionomie des riches Chinois est très digne ; ces derniers sont généralement gros et obèses. Quant aux enfants chinois en bas âge, ce sont les plus ravissants bébés que l'on puisse voir.

A Saïgon et à Cholen, le grand commerce des riz, des thés, des soies est entre les mains des Chinois ; ils détiennent également le commerce de détail pour les objets de consommation courante dans la vie annamite ou européenne. On trouve dans leurs magasins des produits français qui ne coûtent guère plus cher que dans leur pays d'origine. Ils exercent, en outre, une foule de professions, telles que celles de tailleur, cordonnier, épicier, restaurateur, laveur et repasseur, fabricant de meubles, maçon, cuisinier, domestique, etc., etc. Industrieux, laborieux, sobres, se contentant d'un gain modeste, ils défient toute concurrence avec l'étranger et s'imposent en outre comme intermédiaires ou *Compradores* dans toutes les affaires que les négociants européens sont obligés de traiter avec les indigènes. Même les marchés du Gouvernement, les entreprises des grands travaux et des constructions importantes sont soumissionnés par les Chinois.

Ce qui fait la force de cette race, en pays étranger, c'est son esprit de solidarité et de discipline, son attachement inébranlable aux mœurs de sa patrie, son esprit mercantile et son indifférence profonde pour la politique et les formes de Gouvernement. Quand il vient habiter un pays voisin de la Chine, le Chinois ne se lance point à l'aveuglette dans cette entreprise. Il ne quitte habituellement sa patrie qu'appelé par des compatriotes précédemment établis dans la contrée où il a désir de se rendre. C'est généralement un riche Chinois, déjà bien établi dans le pays, qui se charge de faire venir les travailleurs dont il a besoin. A peine ceux-ci sont-ils débarqués qu'ils sont reçus par un patron qui, en échange de leur travail, leur donne le logement, la nourriture et un salaire convenable. La plupart du temps, patron et ouvriers mangent ensemble, se vêtissent de la même façon et vivent de la même existence. Aussi l'artisan chinois, à Saïgon, semble-t-il heureux et content de son sort, malgré une somme de travail qui se répartit généralement entre le commencement du jour et la soirée fort avancée.

En Cochinchine, les Chinois sont tous organisés en *congrégations*. Les plus riches et les plus considérés d'entre eux en sont les chefs ; ils répondent vis-à-vis du Gouvernement français de la taxe imposée à chaque chinois, du bon ordre et de la discipline des membres de la congrégation. Cette organisation fort simple a fonctionné jusqu'ici d'une manière parfaite. Jamais, à Saïgon et à Cholen, on a eu à se plaindre des Chinois sous le rapport de la tranquillité et des mœurs. Ce n'est que dans quelques provinces éloignées qu'une certaine Société secrète connue sous le nom de Société des *Fils du Ciel* a essayé, à plusieurs reprises, de fomenter des troubles et d'exciter les Annamites à la révolte. Mais la façon sévère dont un des précédents gouverneurs, M. Le Myre de Villers, a traité les coupables, aura dû les dégoûter pour longtemps de ces velléités d'insurrection.

Le Chinois a des vices, comme tous les peuples orientaux et occidentaux. Seulement il a le soin de ne pas les étaler au grand jour. Il en a le respect, ce qui est déjà quelque chose. Quand il se livre à la passion du jeu ou de l'opium, qui sont ses péchés mignons, il s'enferme hermétiquement dans des maisons discrètes et se cache ainsi à tous les regards. Jamais il ne s'enivre ou ne se bat sur la voie publique. Chose triste à dire ! les seuls individus que l'on rencontre ivres dans les rues et qui y font du scandale sont les soldats et les matelots européens !

Le Chinois est une immense force absorbante partout où

il se fixe. Anglais, Français, Allemands, Japonais, sont destinés à être évincés par les Chinois dans les nouvelles conquêtes européennes. Ils nous laisseront le prestige du Gouvernement et des armes, mais ils nous soutireront nos piastres, s'enrichiront à nos dépens et seront toujours à la tête du commerce et des affaires.

Les *Tagals* et les *Malais* exercent presque exclusivement la profession de cochers de voitures de maîtres à Saïgon. On les désigne sous le nom de *Saïs*. Ils aiment les chevaux, les soignent avec tendresse et conduisent leur attelage d'une façon irréprochable. Ils ont le teint très foncé, la face carrée, les cheveux noirs et courts ; leur tête est coiffée d'un turban et ils sont vêtus d'une façon fort coquette et très propre d'habits blancs taillés à l'Européenne.

Les *Malabars* viennent presque tous de Pondichéry. Les hommes ont le type caractéristique des races de l'Inde, les traits sont réguliers et beaux, la barbe noire et touffue, le teint brun foncé. Ils portent un large turban blanc sur la tête et se couvrent d'une grande pièce d'étoffe de mousseline blanche, qui leur tient lieu tout à la fois de chemise et de culotte. Les femmes sont généralement jolies et bien faites ; elles ont le mauvais goût de porter des pendeloques et des bracelets aux jambes, aux doigts de pied, aux oreilles et aux narines. Leur vêtement consiste en un juste au corps qui leur emprisonne les seins tout en leur laissant le ventre et les reins découverts et une longue étoffe de couleur voyante dans laquelle elles se drapent d'une façon fort pudique, bien qu'elle n'ait que l'épaisseur d'une toile d'araignée.

Les Malabars sont cochers de voitures publiques, changeurs au bazar, mais surtout marchands de tabac, de boîtes d'allumettes et des produits excitants entrant dans leur cuisine. Ils louent sur la rue de petites boutiques élevées d'un mètre au-dessus du sol, ayant tout au plus 2 mètres carrés de superficie, dans lesquelles ils se tiennent accroupis toute la journée. C'est une race douce, facile à vivre, ne se mêlant point aux autres peuples habitant la Cochinchine et reléguée dans un quartier particulier.

Les *Cambodgiens* n'habitent que les deux provinces de Chaudoc et de Soctrang. Ils sont plus robustes que les Annamites dont ils diffèrent du reste par la langue, le costume et les mœurs. Leurs traits sont plus réguliers que ceux de leurs voisins, leurs cheveux sont coupés courts et ils portent comme unique vêtement une pièce d'étoffe voyante nouée à la ceinture et repliée entre les deux jambes, de manière à simuler une culotte. Les grands personnages du royaume, même Sa Majesté Noroddon Ier, que j'ai eu l'occasion de voir plusieurs fois à Saïgon en costume de général de division, ne portent pas d'autre vêtement inférieur.

Les Cambodgiens sont d'excellents agriculteurs ; les parties de la Cochinchine qu'ils exploitent sont de beaucoup les mieux cultivées et les plus florissantes. Autrefois, ils souffraient beaucoup du mépris des Annamites qui semblaient exercer sur eux l'ascendant de la race conquérante sur la race vaincue. Mais depuis que nous occupons la Cochinchine, nous avons cherché à attirer à nous cette race intéressante et à la débarrasser du joug insupportable qui pesait sur elle. Aujourd'hui surtout que nous avons établi un protectorat effectif sur tout le royaume de Cambodge, les Cambodgiens jouiront de tous les droits que nous accordons aux races inférieures habitant nos possessions lointaines.

On désigne sous les noms de *Moïs, Stiengs* ou *Chams* les races sauvages que l'on rencontre dans les pays compris entre la province de Bien-hoa et l'Annam. Bien que leurs traits rappellent ceux des Annamites, on voit cependant qu'ils en diffèrent par bien des points. Ils sont plus grands, plus forts que ces derniers ; leur physionomie est plus bestiale. Ils semblent représenter les descendants d'une race vaincue et déprimée qui a conservé les stigmates indélébiles de souffrances longtemps endurées.

Ils habitent des contrées montagneuses et boisées extrêmement insalubres pour les Européens. Leur population est très clairsemée et leurs arts et leur agriculture sont tout à fait rudimentaires. Les seuls Européens qui aient pénétré jusqu'à eux, au péril de leur vie, sont quelques courageux missionnaires et plusieurs officiers d'infanterie de marine d'une santé et d'une intrépidité à toute épreuve. Ils ont pu établir, avec un certain nombre de tribus, des rapports de bon voisinage et même une sorte de reconnaissance officielle de notre autorité.

Je me rappelle avoir vu à Saïgon, chez le gouverneur, un des chefs barbares de ces tribus, le roi Patao. Sa Majesté, fort peu vêtue à l'état ordinaire, avait été affublée pour la circonstance d'un costume à peu près décent. Pendant le dîner, le gouverneur l'avait fait asseoir à sa droite et lui faisait servir nos mets et nos boissons européennes que le pauvre diable avalait, non sans faire d'effroyables grimaces et sans commettre de nombreuses maladresses. Ayant un peu trop fêté le champagne, il se trouva même vers la fin du repas dans un état d'ébriété fort peu convenable pour une Majesté.

Les *Annamites* appartiennent, comme les Chinois, à la race mongolique. Ils ont le teint jaune, les yeux obliques et noirs, les pommettes saillantes et la bouche largement fendue. Ils sont, en général, malingres, de taille moyenne, le buste long, les hanches étroites, les pieds et les mains fins. Ils jouissent d'une particularité qui leur a fait donner par les Chinois le surnom ou plutôt le sobriquet de *Ghiao-Chi* (pouce séparé) ; le pouce de leurs pieds est, en effet, largement séparé des autres doigts. La poitrine est bien développée chez les hommes et chez les femmes ; ces dernières ont un aspect délicat et gracile qui n'exclut pas, bien au contraire, la pureté et la rondeur des formes que le léger vêtement dont elles sont couvertes voile sans les dissimuler.

La physionomie des Annamites peut passer pour laide au premier abord ; il faut avoir habité la Cochinchine pendant assez longtemps pour découvrir parmi les jeunes gens, les lettrés et les jeunes filles habitant les grandes villes des visages réguliers et intelligents.

Les hommes et les femmes s'habillent et se coiffent, pour ainsi dire de la même façon, à tel point qu'il est difficile pour un nouveau débarqué de ne pas confondre les deux sexes.

Le vêtement consiste en une tunique de soie de diverses couleurs, brune ou noire pour les hommes, blanche, verte ou violette pour les femmes, tombant au-dessous du genou et fendue des deux côtés à la hauteur de la hanche. La partie inférieure du corps est emprisonnée dans une ample culotte à fond très bas et très large, retenue autour de la taille par une ceinture de soie dont les bouts retombent par devant.

Les hommes et les femmes du peuple marchent pieds nus. Les habitants des villes portent des chaussettes et des souliers vernis, tandis que les femmes introduisent l'extrémité de leurs petits pieds dans des babouches à bout relevé. La difficulté de se tenir en équilibre dans de pareilles chaussures donne aux femmes une démarche disgracieuse que je ne puis comparer qu'au dandinement de la canne. C'est le grand genre parmi les demoiselles à la mode.

Les deux sexes ont les cheveux très longs relevés en chignon sur le sommet de la tête à l'aide d'un haut peigne en écaille ; les hommes portent une sorte de turban de soie noire et les femmes vont nu-tête ou bien se couvrent pendant les heures chaudes de la journée d'un grand chapeau ayant la forme d'un gros fromage de Gruyère, juché en équilibre sur le sommet de la tête et agrémenté de longs cordons de soie terminés par des glands et des pompons.

Rien de plus drôle que de voir les hommes avec la coiffure d'un autre sexe. On n'a pas idée de l'effet original que font les petits tirailleurs annamites, ayant la veste militaire, le sabre au côté, le fusil sur l'épaule et le petit chapeau chinois placé sur une tête à chignon. Mais ce qu'il y a de plus drôle encore, ce sont les officiers indigènes vêtus comme nos officiers et coiffés comme de véritables femmes sous le salaco qui leur couvre la tête.

Les Annamites, tout fidèles qu'ils sont à leurs vieilles coutumes, commencent cependant, à Saigon, à sacrifier aux modes européennes. Outre les souliers et les chaussettes dont j'ai déjà parlé, on voit encore les jeunes gens qui sont employés dans les bureaux comme copistes ou interprètes porter leurs cheveux coupés, arborer le chapeau de paille européen et se servir du parasol blanc. Ce costume hybride leur sied infiniment moins que celui qu'ils avaient autrefois. Les femmes n'ont point encore suivi ce mauvais goût. Espérons qu'elles sauront toujours résister à l'envie de s'affubler de nos modes européennes qui leur enlèveraient leur cachet original et les transformeraient en hideuses caricatures.

La famille chez les Annamites est admirablement et solidement organisée, comme chez les Chinois auxquels ils ont emprunté, du reste, leur civilisation, leurs lois et leur littérature. Le respect des fils pour leurs parents et la tendresse de ceux-ci envers leurs enfants sont véritablement touchants. Il règne entre tous les membres de la même famille une union, une solidarité que l'on rencontre rarement en Europe, dans des pays qui passent pour plus civilisés. Dans l'Annam et en Chine, la famille est la base, le pivot fondamental de leur organisation politique. C'est par les familles rassemblées dans les villages que se constitue la commune, l'unité sociale et politique la plus solide et la plus indestructible de ces peuples orientaux. Aussi quand une race conquérante vient à s'établir chez les races annamites ou chinoises, suffit-il la plupart du temps qu'elle respecte l'organisation communale des villages pour que son joug soit accepté sans trop de difficulté. C'est ainsi que nous avons agi en Cochinchine. Nous nous sommes substitués à l'administration tracassière et malhonnête des mandarins qui pressuraient le pays et nous avons laissé les villages s'administrer eux-mêmes, comme par le passé, et jouir, en toute liberté, de leurs vieilles coutumes traditionnelles.

La religion des Annamites est fort simple et se ressent du respect filial qu'ils montrent à leurs parents pendant leur existence. Elle consiste presque entièrement dans le culte des ancêtres qui ont une chapelle dans l'intérieur de chaque maison, où l'on accomplit, à certaines époques de l'année, diverses cérémonies qui rassemblent les membres de la famille. On fait des sacrifices aux ancêtres, on s'entretient de leurs vertus et on cite les belles actions de leur vie passée. Les Français sceptiques qui entrent dans ces intérieurs simples, où la plus belle pièce du logis est consacrée à l'autel familial, orné plus ou moins richement, ne peuvent s'empêcher de respecter ces touchantes coutumes qui empêchent l'oubli des morts et poussent la pensée au recueillement.

Les Annamites ont en outre des pagodes élevées au culte de Confucius ou au génie protecteur de chaque village. Dans les villes, il n'est pas une boutique ou une échoppe où l'on n'aperçoive une image enluminée représentant un personnage du culte, devant laquelle brûle une petite lampe fumeuse. A Cholen, les Chinois ont construit de très belles pagodes où ce vieux peuple, assez peu croyant, a entassé les mille objets d'un culte très fantastique et très compliqué. Les quelques dévôts qui entrent dans ces sanctuaires font brûler devant les idoles ou les statues des dieux de petits papiers ou se servent de la fameuse boîte à prières que l'on tourne comme un moulin à café.

A certaines époques de l'année, ces pagodes sont ornées avec un luxe criard dont on ne peut pas se faire une idée. Dire la quantité de lustres, de lanternes en verroterie et d'objets bizarres qui sont suspendus au-dessus de la tête des fidèles serait impossible à décrire. Le soir, quand tout cela est illuminé, on se croirait dans un palais des *Mille et une Nuits*. Le peuple circule dans le temple en une foule compacte fort peu recueillie, riant, consommant les nombreuses pâtisseries et rafraîchissements que débitent des marchands apostés dans tous les recoins. On se croirait plutôt dans une foire que dans un lieu sacré.

Les cérémonies qui tiennent la plus grande place dans la vie intime annamite sont celles du *mariage*, des *funérailles*, du *têt* ou premier jour de l'an et du *Génie protecteur*.

Le *mariage* comporte cinq phases différentes. Tout d'abord se fait le *choix de la fiancée*. Les deux futurs se font la cour un peu à l'américaine, à l'insu des parents qui laissent à ce sujet toute liberté à leurs enfants. Ils se fréquentent et flirtent pendant plusieurs mois, jusqu'à ce qu'ils aient eu bien le temps de se connaître.

Vient ensuite *la demande aux parents* entourée d'une certaine solennité.

Après l'acceptation et l'introduction définitive du fiancé dans la famille, commence une phase plus intime désignée sous le nom de *Mâchage du bétel*. Je dirai plus loin en quoi consiste cette dégoûtante opération. Enfin on se réunit à nouveau pour la *fixation du mariage*; et, quelques jours après, la *cérémonie* s'accomplit de la façon la plus joyeuse et la plus bruyante, au milieu du concours de tous les membres de la famille.

Il faut avouer que cette façon de se marier par étapes successives, qui permet aux jeunes gens de se choisir selon leur cœur, de s'étudier et de se bien connaître avant de se lier pour la vie, est bien préférable à ce qui se passe dans nos sociétés civilisées où les mariages se bâclent si rapidement et sont trop fréquemment l'occasion de marchandages entre les familles au sujet de la dot et des espérances.

La maternité chez les jeunes Annamites est l'occasion de pratiques effroyables auxquelles on refuserait de croire, si elles n'étaient attestées par des médecins dignes de foi qui en ont été plusieurs fois les témoins.

Quand les symptômes d'accouchement deviennent évidents, la jeune Annamite est mise entre les mains de vieilles matrones qui exercent d'abord des pressions très fortes sur le ventre et font subir aux parties sexuelles des tractions énergiques destinées à en préparer la dilatation. Après l'accouchement, qui se fait debout, la victime est placée sur un lit à claire-voie, une des matrones, suspendue à une corde, grimpe sur le ventre de la pauvre femme et, à l'aide de ses pieds, exécute un piétinement d'avant en arrière qui a pour but de faire sortir le placenta et de ramener rapidement l'utérus à son volume primitif. Une fois cette opération douloureuse terminée, on allume et on entretient pendant plusieurs jours un feu sous les reins de l'accouchée, de façon à la chauffer aussi fort que possible sans la brûler et sans la cuire. A quoi rime cette dernière coutume ? Il est difficile de se l'expliquer. Elle est d'une barbarie qui tranche avec les habitudes de douce civilisation de cette race. Il est à présumer que la faiblesse de constitution des Annamites et le petit nombre d'enfants existant dans chaque ménage doivent tenir à ces pratiques absurdes qui sont si contraires aux lois ordinaires de la nature.

Les *funérailles* annamites se font d'après le rite chinois. Le mort est placé dans un cercueil massif acheté depuis longtemps et conservé comme une sorte de meuble de famille ; puis on le porte dans un magnifique corbillard, miroitant de dorures et d'ornements criards, et tellement lourd qu'il faut plus de 40 personnes pour le faire mouvoir. Les parents et les amis accompagnent le corps ; des musiciens, jouant du tamtam et de la flûte, font un vacarme étourdissant, peu en harmonie avec la tristesse de cette lugubre cérémonie. Comme les Annamites n'ont point de cimetière proprement dit, le mort est enterré dans la campagne. Les environs de Saïgon, la *Plaine des Tombeaux*, sont remplis de monuments funèbres que l'on a toujours respectés depuis la conquête. Ils ressemblent à des sphynx accroupis, en brique ou en terre. Quelquefois ils prennent les proportions d'une véritable pagode.

Le deuil se porte trois ans en vêtements blancs. Pendant ces années, les veufs se privent de toute réjouissance et montrent une douleur profonde de la perte de celui qui n'est plus.

La cérémonie *du Têt* ou du premier jour de l'an, est très brillante et peut passer pour la fête nationale des Annamites. Elle dure de trois à quinze jours. A cette occasion, les Annamites de toutes les classes déploient un luxe de vêtement incroyable et se livrent à tous les divertissements en plein air : théâtres, banquets, feux d'artifice, balançoires, visites mutuelles. Pour célébrer cette fête avec toute la pompe qu'elle comporte, les Annamites conservent plusieurs mois à l'avance leurs économies. S'ils sont trop pauvres, ils vendent à bas prix les quelques objets de valeur susceptibles de leur procurer un peu d'argent. Ce jour-là tout le monde doit être en liesse ; le travail est abandonné ; la domesticité même fuit les maisons où elle est en service.

La fête du *Génie protecteur* est plus intime et plus locale. Chaque village a son génie particulier auquel on élève un temple. C'est à lui qu'on s'adresse pour demander de la pluie, quand la sécheresse se prolonge ; on le consulte pour le choix de l'emplacement d'une case à bâtir. Des devins ou sorciers sont les prêtres de cette Divinité ; ils s'occupent aussi de médecine et soignent leurs malades avec des exorcismes et des amulettes.

La maison des riches Annamites est fort simple comme architecture ; on y trouve peu de luxe et de confortable à l'intérieur. Les pauvres, qui sont presque tous agriculteurs ou pêcheurs, habitent de petites cases en bois d'aréquier recouvertes de feuilles, bâties habituellement sur pilotis dans le voisinage des cours d'eau, pour se mettre à l'abri des inondations périodiques provoquées par les crues des grands fleuves. Le mobilier de ces misérables cabanes se compose de cadres recouverts de nattes servant de lits, d'un coffre pour serrer les effets et d'ustensiles en terre pour cuire les aliments. L'Annamite, l'homme du peuple, ne tient ni à sa maison, ni à son bien-être intérieur ; il préfère ses champs, ses animaux, la vie au grand air. Il ne vient chez lui que pour manger et pour dormir. Les villages annamites sont des cloaques immondes où bêtes et gens vivent dans la vase ; les enfants, les porcs, les buffles s'y vautrent toute la journée avec délices. On se demande comment des êtres humains peuvent conserver leur existence dans un milieu pareil et sous un climat aussi chaud. Et il est à remarquer que les habitants des campagnes ne sont point aussi débiles que ceux des villes, malgré les conditions anti-hygiéniques qui les entourent.

L'Annamite est sôbre ; sa nourriture se compose de riz

cuit à l'eau sans sel, de poisson et de viande de porc. Le tout est assaisonné d'une sauce à odeur très prononcée, connue sous le nom de *nuoc-mam,* dont tous les Annamites, riches ou pauvres, font un usage quotidien. Le nuoc-mam fait l'objet d'un commerce considérable non seulement en Cochinchine, mais au Cambodge, au Tonkin, dans l'Annam et jusqu'en Chine. Sa préparation est assez longue et demande de grands soins. On choisit, à une certaine époque de l'année, une espèce particulière de petits poissons et de chevrettes qu'on enferme, après les avoir pétris et malaxés à la main, dans des pots en terre bien bouchés. Ceux-ci sont enfouis dans le sol à une certaine profondeur et y restent six mois. Au bout de ce temps on les retire de la terre, on enlève la couverture et on décante avec précaution une huile limpide surnageant un résidu occupant le fond du vaisseau. L'odeur de cette huile rappelle tout à la fois celle de la sardine et de la morue ; son goût se rapproche beaucoup de celui de l'anchois. Les Européens ont d'abord une répugnance très grande pour cette préparation indigène ; mais ils s'y habituent bien vite. Et l'on cite des missionnaires qui s'y étaient si bien accoutumés qu'ils étaient obligés d'apporter leur provision en France quand ils quittaient la colonie.

L'Annamite mange peu à la fois, mais souvent. Entre les repas il se bourre de sucreries, de canne à sucre et mâche son éternelle chique de bétel qui lui est aussi indispensable que l'opium aux Chinois et le tabac aux Européens. Hommes et femmes du peuple, mandarins et lettrés, tout le monde dans l'Annam se livre à cette mastication désordonnée qui échauffe la bouche, colore les dents en noir et provoque un afflux de salive rougeâtre dont les traces dégoûtantes souillent les lieux fréquentés par les Annamites.

Pour faire une chique on prend une feuille de poivre

bétel, dont le goût est piquant et aromatique, on y étend un peu de pâte de chaux coquillère et on saupoudre le tout de râpure de noix d'arec, fruit d'un joli palmier mince et élancé. Cette noix est très astringente et contient un tannin analogue à celui du cachou. Cela fait, on roule la feuille contenant ces ingrédients en forme de pelote et on la mâche lentement. Au contact de la salive et à la suite des réactions qu'exercent l'un sur l'autre les trois produits mélangés et mastiqués, il se produit un liquide rouge de sang. Quelle est l'origine de cette singulière habitude que l'on trouve répandue jusque dans l'Inde? Nul ne le sait! Elle ne dispense même pas les Annamites d'un autre vice que les Chinois leur ont importé et dont je crois nécessaire de dire quelques mots.

L'habitude de fumer l'opium existait en Cochinchine depuis longtemps quand les Français s'y établirent. Aussi, loin de chercher à la combattre, ce qui eût été parfaitement inutile et impolitique, ils préférèrent en tirer profit et aujourd'hui, l'impôt frappé sur la vente de l'opium rapporte à l'Administration une somme nette de 10 à 12 millions par an.

L'opium ne se fume point tel qu'on le recueille, dans les pays de production, à l'aide d'incisions faites sur la capsule arrivée à un certain degré de maturité. Il doit subir, avant d'être acheté par les fumeurs, une assez longue et minutieuse préparation qui est monopolisée par des ouvriers chinois venus de Canton. On fait d'abord un premier extrait avec l'opium brut divisé, traité par l'eau, puis évaporé. Ce premier extrait est légèrement torréfié dans des vases coniques en cuivre mince, puis repris par l'eau à laquelle on mêle une certaine proportion d'opium recueilli dans les culots des pipes chinoises. On rapproche cet extrait et on le coule dans des pots en grès d'une forme et d'une dimension particulières. Sous cet état, l'opium des fumeurs est un liquide noirâtre, sirupeux, filant, doué d'une odeur agréable.

Les ustensiles nécessaires au fumeur d'opium sont plus nombreux et plus compliqués que ceux du fumeur européen. Ils se composent d'abord d'une pipe à fourneau de cuivre minuscule fixé sur la paroi d'un long et gros tuyau à large ouverture, terminé par un bout d'ambre, puis d'une aiguille dans le genre des aiguilles à tricoter, d'une petite lampe à huile de coco et d'un pot d'opium. Le tout est placé sur une table ; et près de celle-ci se trouve un lit bas sur lequel se couche le fumeur.

L'opérateur prend avec son aiguille gros comme un pois environ d'opium qu'il soumet avec précaution à la chaleur de la flamme de sa lampe, en tournant vivement la matière fluide pour l'empêcher de tomber. Quand elle a pris une consistance assez dure, elle est introduite avec force dans le fourneau de la pipe, que le fumeur présente aussitôt à la lampe ; il aspire fortement les vapeurs opiacées qui entrent dans ses poumons et sont rejetées lentement par les narines. Au bout de trois ou quatre aspirations tout au plus, la provision d'opium est épuisée. Le fumeur débourre sa pipe, recueille soigneusement le résidu qui lui est acheté par la régie, et recommence une fois, deux fois, trois fois son opération, jusqu'à ce que le sommeil le prenne. Il tombe alors sur son lit comme une masse inerte, sa face devient pâle ; ses traits expriment tout à la fois la fatigue et la béatitude. Ce sommeil dure tantôt une heure, tantôt moins. Le fumeur se réveille abruti, lassé, dégoûté de son vice...., mais il ne tarde pas à recommencer jusqu'à épuisement de ses forces et de son être.

Les riches fument jusqu'à 8 et 10 fr. d'opium par jour. Les pauvres sont obligés de régler leur vice, en raison du haut prix de cette drogue malfaisante.

Les Chinois et les Annamites ne sont point les seuls à fumer l'opium ; beaucoup de Français se sont laissés aller à cette habitude et un certain nombre en abusent au point de se détraquer complètement l'estomac et d'arriver à une sorte d'hébétude, avant-coureur de la décrépitude intellectuelle que l'abus de l'opium entraîne après lui.

Pour en finir avec les mauvaises habitudes indigènes, je dois citer encore la passion, assez modérée du reste, que les Annamites ont pour l'eau-de-vie de riz, appelée *schoum-schoum,* en Cochinchine. Cette boisson obtenue par la fermentation d'une espèce particulière de riz, a un goût très âcre et très empyreumatique que nos gosiers européens ne sauraient jamais supporter.

Au point de vue du caractère, le peuple annamite est gai, spirituel, léger, moqueur et superficiel. Il a beaucoup des défauts et des qualités de notre race ; aussi se laisse-t-il facilement assimiler par ses vainqueurs. Les Annamites se moquent de nous tant qu'ils peuvent quand ils sont entre eux, ils nous tournent en ridicule et se permettent d'irrévérentieuses chansons sur leurs nouveaux maîtres. Néanmoins, ils supportent notre joug sans se plaindre ; ils acceptent nos idées et se plient à notre discipline. Grâce aux nombreuses écoles que nous avons établies sur toute la surface de notre conquête, la nouvelle génération apprend notre langue et écrit la sienne en caractères alphabétiques modernes, ce qui est un progrès immense pour l'intelligence de la littérature annamite

A Saïgon, le collège Chasseloup-Laubat instruit un grand nombre de jeunes gens annamites des meilleures familles, qui deviennent plus tard interprètes, employés de bureau. Plusieurs lettrés annamites sont professeurs dans cette utile institution ; le plus remarquable d'entre eux est M. Petrusky, ancien élève des Jésuites, lettré fort instruit, connaissant à fond le français et plusieurs autres langues européennes, auteur d'ouvrages historiques remarquables.

C'est un des hommes les plus fins et les plus distingués que j'ai vus en Cochinchine.

En résumé, le peuple annamite est doux, facile à conduire, très civilisé, doué de grandes vertus domestiques. Traité avec douceur, il s'attachera à nous parce que nous leur apportons des sentiments de justice, de liberté et d'impartialité auxquels leurs mandarins ne les avaient point habitués.

Cette étude ne serait pas complète si je ne parlais pas quelque peu de Saïgon et des Européens habitant la Cochinchine.

Saïgon est une grande ville de 30 à 40,000 âmes, percée de belles rues plantées d'arbres, se coupant à angle droit et de vastes boulevards et de squares ornés des statues des grands hommes de mer qui ont fait la conquête de cette contrée. Assise sur le bord d'un beau fleuve navigable pour les bâtiments du plus grand tonnage, elle s'étend jusqu'à la plaine des tombeaux, occupant un espace considérable. Cette ville nouvelle qui date à peine de 15 années compte déjà de splendides monuments. Le palais du Gouvernement qui est princier, la cathédrale qui a coûté 3 millions, l'hôpital militaire et les casernes construites d'après les plus beaux types existant dans l'Inde ; la direction de l'intérieur, le palais de justice, l'arsenal... Les maisons particulières rappellent les jolis villas de l'île Bourbon, avec leur verandah et leurs frais jardins. L'eau circule abondamment dans toutes les rues au moyen de bornes-fontaines ; le système d'égoûts est admirable et bien conçu. En un mot, Saïgon est la plus jolie ville de l'Extrême-Orient, de l'avis même des Anglais qui s'accordent à dire que jamais aucune nation n'avait su tirer, en si peu de temps, un aussi merveilleux parti d'une conquête orientale. De toutes les rues de la capitale, la plus animée est sans contredit la rue Catinat. C'est là que se trouvent les hôtels, les cafés, les magasins les plus beaux et les plus brillants. Les voitures y circulent nuit et jour et sont à la portée de toutes les bourses. Les plus modestes coûtent 0 fr. 50 c. la course et les plus chères 1 fr. 25 c. On compte plus de 300 voitures tarifées et numérotées à Saïgon, sans compter que tout fonctionnaire qui se respecte a sa voiture particulière. Il est peu de grandes villes en France qui puissent se comparer à Saïgon sous le rapport du mouvement. Les plaisirs, du reste, ne manquent pas dans la capitale. Grâce aux nombreuses femmes européennes qui suivent leurs maris, la société saïgonnaise est charmante et fort amie des distractions. On se reçoit beaucoup, tant au Gouvernement que dans les sociétés privées ; les bals, les réceptions, les concerts, le théâtre même sont forts goûtés et fort suivis en toute saison. La musique militaire joue trois fois par semaine sur divers boulevards où le foule se rend avec empressement. C'est surtout le dimanche, dans les jardins du Gouvernement, que tout le Saïgon élégant et distingué va montrer ses équipages. Le nombre en est tellement grand que chaque voiture est obligée de suivre l'allée tournante sur deux rangs et au petit pas, comme au bois de Boulogne. Un autre rendez-vous de la bonne compagnie sur la semaine, c'est le jardin d'acclimatation. Rien de plus vaste et de plus ravissant que ce beau parc situé près de l'arroyo de l'Avalanche, où se trouvent réunis tous les végétaux utiles de la Cochinchine, ainsi que les animaux sauvages et les oiseaux qui peuplent ce pays. Enfermés dans des cages ou d'élégantes volières, ou des parcs isolés par des rivières en miniature, ils égaient et animent cette riante solitude où l'art et la nature se donnent la main pour captiver les yeux et séduire les imaginations. A Saïgon, la nourriture est facile, abondante et d'un prix modéré pour les Européens. Le marché de la ville est largement approvisionné de viandes, légumes, gibier, coquillage, poissons vivants, etc. Pour 3 à 4 fr. par jour un ménage peut très bien vivre. Les célibataires prennent généralement leurs repas à un magnifique hôtel où, moyennant 150 fr. par mois, vous jouissez d'un menu de dix plats variés, avec vin, glace, café, liqueurs, panca pour vous rafraîchir et un service admirablement bien fait par des domestiques chinois. Cette somme, qui paraîtrait un peu élevée en France, est relativement faible à Saïgon où les moindres appointements des fonctionnaires ne sont pas au-dessous de 6,000 fr.

Les Européens établis à Saïgon ou de passage dans la colonie ont adopté le costume des Anglais, à Singapour. Ils portent tous le casque d'aloès, une casaque blanche boutonnant droit, servant tout à la fois de chemise et de veste et un pantalon blanc. Dans la saison des pluies, on remplace le vêtement blanc par un vêtement léger de flanelle bleue de même coupe.

Au commencement de la conquête les Européens avaient contracté des habitudes peu en rapport avec le climat. L'abus du vermouth et de l'absinthe a fait bien des victimes. Aujourd'hui l'on est devenu plus raisonnable : on consomme principalement de la bière dans les cafés, boisson plus hygiénique et moins malfaisante que les autres. Le jeu est la passion dominante de la jeunesse ; chaque nuit, il se perd et se gagne dans les cercles des sommes considérables. Si l'on ajoute à cela l'abus et les suites inévitables des plaisirs féminins que la liberté incroyable des mœurs annamites, depuis la conquête, favorise au plus haut degré, on aura une idée des désordres que ces mauvaises habitudes, sous un pareil climat, exercent sur les tempéraments européens.

CHAPITRE V.

SALUBRITÉ.

Il résulte des études auxquelles nous venons de nous livrer sur la Basse-Cochinchine : 1° que les terres de cette contrée sont d'origine presque entièrement alluvionnaire, qu'elles sont très basses, marécageuses, noyées à certaines époques de l'année par les crues des grands fleuves qui y laissent un limon en couches plus ou moins épaisses ;

2° Que les eaux que l'on boit dans la colonie sont, sauf celles qui alimentent Saïgon, très chargées de matières organiques et d'éléments putrescibles qui nécessitent l'emploi de l'ébullition, de l'alunage et de la filtration pour les rendre potables ;

3° Que les conditions climatériques déduites des observations météorologiques faites sur presque tous les points de la Cochinchine, sont généralement mauvaises et débilitantes pour les Européens. En effet, une moyenne de chaleur de 27° à 28°, accompagnée d'un état hygrométrique très élevé, d'orages fréquents, de pluies abondantes pendant six mois de l'année et de sécheresse presque absolue pendant les six autres mois, époque où un soleil torride dessèche les terres basses et y provoque des fermentations dangereuses, ne représentent point un milieu favorable à un bon état de santé pour des races habituées aux climats tempérés ;

4° Que si la ville de Saïgon, en particulier, offre aux Européens un séjour relativement salubre, où toutes les conditions hygiéniques exigées par les pays chauds ont été, en quelque sorte, observées, il n'en est pas de même des autres provinces de la Cochinchine, où les travaux d'assainissement laissent encore bien à désirer. Et en ce qui concerne les Annamites, on peut dire que si un long acclimatement les a rendus aptes à vivre dans un pays où l'existence humaine semblait devoir être si pénible et si difficile ; d'un autre côté, les cloaques immondes que ces races habitent ne peuvent qu'avoir non seulement une influence funeste sur leur constitution physique et leur santé générale, mais encore entretenir autour des villes et des lieux habités par les Européens des foyers insalubres qui augmentent les détestables conditions climatériques de ce pays.

Jetons maintenant un coup-d'œil rapide sur les principales maladies que le climat de la Cochinchine engendre et qui frappent les Européens ou les Annamites. Nous trouverons, en premier lieu, parmi les maladies dominantes, le *choléra asiatique,* puis la *diarrhée* et la *dysenterie,* enfin la *fièvre paludéenne,* la *variole,* la *lèpre,* etc., etc.

Le *choléra* visite fréquemment la Basse-Cochinchine. Il y existe à l'état sporadique ou épidémique ; dans ce dernier cas, les épidémies sont presque toujours apportées par les jonques chinoises qui viennent de Batavia, de Singapour ou de Siam. Ce fléau prélève un lourd tribut sur une population peu résistante, eu égard à sa faible constitution et aux misérables conditions dans lesquelles elle vit depuis un temps immémorial. En 1882, j'ai assisté à une épidémie cholérique qui a fait, en trois mois, plus de 20,000 victimes. L'Annamite ne fait presque rien pour combattre cette terrible maladie, il se contente de quelques pratiques superstitieuses ayant pour but d'apaiser la colère des mauvais génies. Le Gouvernement français déploie, dans ces circonstances, un zèle et un dévouement sans bornes. Outre les visites fréquentes des Gouverneurs et des Administrateurs de provinces dans les lieux contaminés, on envoie, dans les villages les plus atteints par le choléra, des médecins de la marine et des sœurs de charité qui soignent les malades et leur distribuent des médicaments. Grâce à ces soins, bien de ces pauvres gens ont été sauvés. Mais partout où notre action bienfaisante ne peut se faire sentir, dans les villages trop éloignés des centres habités par nos troupes, les Annamites meurent presque sans secours. Leur cadavre est souvent abandonné sans sépulture, lorsque la panique se met dans les familles épouvantées, ou bien les morts sont tout bonnement jetés dans les fleuves où ils viennent s'échouer sur les rives et infecter les lieux environnants.

Les Européens sont fort peu atteints par le choléra ; on cite quelques rares cas de mort survenus pendant les épidémies si meurtrières pour les Annamites. Cette immunité tient sans doute au petit nombre d'Européens par rapport à la population indigène, ou plutôt aux conditions hygiéniques bien meilleures dans lesquelles ils se trouvent, sous le rapport de l'habitat et de l'alimentation.

La *diarrhée*, dite de Cochinchine, n'est qu'une forme atténuée de la dysenterie. Elle en diffère en ce que la seconde débute toujours par des selles sanguinolentes et un état aigu très grave, tandis que la première présente des symptômes d'embarras gastrique avec selles généralement grises, quelquefois bilieuses, peu de douleurs d'entrailles, mais une accumulation prodigieuse de gaz dans l'estomac et les intestins ressemblant à une véritable fermentation. C'est la maladie la plus fréquente et la plus redoutable pour l'Européen, celle à laquelle nos soldats, nos marins et nos officiers ont payé le plus lourd tribut de mortalité, dès le début de notre occupation en Cochinchine. Aujourd'hui, elle est moins fréquente à Saïgon, grâce aux admirables précautions hygiéniques qu'on a prises et au court séjour de deux années que l'on fait dans la colonie. Néanmoins, c'est encore elle qui nécessite le plus de renvois en France parmi les Européens établis dans la colonie.

Quand la maladie est prise à son début et que le malade est immédiatement soumis au régime lacté, on arrive quelquefois à l'enrayer. Mais si ce traitement ne suffit pas et s'il y a des rechutes répétées, il faut quitter la Cochinchine au plus vite ; et ce n'est qu'après un long traitement en France qu'on peut se débarrasser à peu près de cette tenace affection qui exerce une véritable dénutrition sur l'individu qui en est atteint et lui donne l'apparence d'un cadavre ambulant.

Quelle est au juste la cause de cette maladie ? Elle provient bien évidemment en grande partie du mauvais fonctionnement du foie. Mais qu'est-ce qui amène cette perturbation dans l'économie ? Est-elle due à une alimentation trop active ? A la présence d'un microbe ? ou à l'influence générale et complexe des conditions climatériques que nous avons déjà indiquées ? Nous penchons pour cette dernière manière de voir. Chaque colonie a, en effet, sa maladie spécifique qui tient à un milieu spécial. Cayenne a ses fièvres, les Antilles ont la dysenterie aiguë, le Sénégal, la maladie du foie, la Cochinchine, sa diarrhée spécifique. Les chercheurs de microbes ont essayé de démontrer que la diarrhée de Cochinchine était due à la présence d'une anguillule, qu'on avait rencontrée quelquefois dans les intestins des malades qui avaient succombé à cette affection. Mais tout compte fait et après examen plus approfondi, on a complètement abandonné cette manière de voir.

Les hommes jeunes, robustes, peuvent passer impunément deux ou trois ans dans la colonie sans être trop éprouvés. A un certain âge, quand on a dépassé la quarantaine, il est dangereux d'y faire un long séjour ; les chances de maladie y sont plus fréquentes et la résistance au milieu moins énergique.

Comme pour toutes les affections, il y a des individus qui

paraissent jouir d'une immunité qui dure quelquefois six, huit ou dix ans et même plus. On a remarqué que ceux qui supportaient le mieux le climat, tout en ressentant de temps à autre les effets de la maladie, sont les missionnaires, les religieux et les sœurs hospitalières. La régularité de la vie, la pureté des mœurs, le calme de la conscience semblent être d'excellents éléments de santé dans ce pays. Il n'est guère possible d'exiger de pareilles conditions d'existence de la part des fonctionnaires presque tous célibataires qui sont envoyés en Cochinchine. Ils pèchent plutôt par l'excès contraire et c'est ce qui les prédispose si bien à la maladie particulière au pays.

Les Annamites n'en sont pas tout à fait exempts ; néanmoins il existe chez eux une accoutumance qui leur permet de vivre dans un milieu si peu fait pour les races européennes.

La *fièvre paludéenne* n'est point aussi répandue en Cochinchine que la constitution géologique du pays pourrait le faire supposer au premier abord. A voir surtout les environs de Saïgon où l'on n'aperçoit que des marais et des rizières vaseuses, on croirait que la ville est un foyer à fièvres. Et c'est à peine si on en constate quelques cas. Cela provient très probablement de ce que les eaux de rizières et des arroyos ne sont pas stagnantes et qu'elles subissent à chaque marée les effets du flux et du reflux. Chose curieuse et tout à fait contradictoire avec nos idées sur les causes et l'origine de la fièvre, les provinces les plus atteintes par cette maladie sont celles qui jouissent d'un sol élevé, granitique, couvert de forêts, comme les provinces de Bien-hoa et le pays des Moïs. Il règne dans ces régions une véritable malaria bien plus redoutable que celle des Marais-Pontins, car il est rare que les Européens qui traversent ces contrées ne succombent pas à cette terrible fièvre des bois. Partout ailleurs, à Cayenne, à Madagascar, c'est toujours à la suite des déboisements et des défrichements que les fièvres apparaissent et exercent leurs effets pernicieux. J'ai été bien souvent témoin de ce fait pendant que j'étais à la Guyane où le séjour des Européens dans les grands bois n'a pour ainsi dire aucune influence sur leur santé. Explique qui pourra cette anomalie ! Je soumets également à l'attention des médecins le changement brusque qui s'est opéré à Maurice et à la Réunion dans l'état sanitaire du pays. Jusqu'en 1869, ces deux colonies n'avaient jamais eu de cas de fièvre paludéenne. De temps immémorial les fébricitants de Madagascar venaient chercher la santé dans ces deux colonies qui jouissaient d'une salubrité justement méritée. Brusquement, la fièvre paludéenne, accompagnée de son cortège d'accès pernicieux, jaunes et ictéro-hématuriques, fit son apparition dans ces deux îles sans qu'on puisse assigner à l'apparition du fléau, qui n'a pas cessé de décimer les populations blanches ou de couleur depuis cette époque, les causes classiques du développement de la fièvre dans les pays chauds. On ne pouvait invoquer ni le déboisement, qui avait été opéré cinquante ans auparavant sur une large échelle, ni les marais, ni un changement quelconque dans les procédés de culture, dans la constitution des eaux, dans l'alimentation. Il y a encore là un de ces mystères qu'il sera bien difficile d'élucider. On expliquera sans doute l'apparition de cette fièvre par le transport d'un microbe ; même en s'appuyant sur cette complaisante théorie, il y aura bien des points qui resteront inexplicables.

La *variole* a fait de nombreuses victimes en Cochinchine, avant notre arrivée dans cette contrée. Aujourd'hui, cette affection est tout à fait enrayée depuis que la vaccination a été décrétée obligatoire sur tous les Annamites et que deux médecins de la marine parcourent annuellement toutes les provinces, la lancette vaccinatrice à la main.

Une fièvre de nature épidémique la *fièvre Dengue* ou courbaturale fait de temps à autre son apparition en Cochinchine. Elle est excessivement douloureuse, mais elle ne dure que quelques jours et entraîne rarement la mort.

Les maladies de foie sont jusqu'à ce jour inconnues dans notre colonie de l'Extrême-Orient, mais la lèpre, les herpès, les ulcères, la syphilis y sont malheureusement très fréquentes sur les indigènes.

Les règles hygiéniques, à suivre par les Européens établis en Cochinchine, afin d'atténuer les inconvénients de ce climat insalubre et d'éviter les maladies qu'il entraîne après lui, peuvent se résumer dans les principes suivants :

Habiter des maisons bien aérées et à vastes appartements.

Vivre très sobrement, se mettre au régime du riz, des viandes blanches, du thé ; consommer peu de viande de bœuf.

Eviter les boissons alcooliques et excitantes, la glace, les eaux gazeuses. Faire usage de l'eau bouillie et filtrée, des eaux thermales acidules.

Porter en tout temps des vêtements de flanelle légère, se couvrir la tête d'un casque et d'un parasol blanc, éviter les sorties pendant les heures chaudes de la journée et se garder du soleil comme de l'ennemi le plus redoutable en ces pays. User le plus souvent possible de la voiture pour éviter la marche et les transpirations. Porter une ceinture de flanelle épaisse sur le ventre.

Les douches et les bains froids sont excellents, mais il ne faut pas en abuser.

La continence presque absolue est une nécessité sous ce climat débilitant.

ACCLIMATEMENT.

La Cochinchine est-elle un pays habitable pour un Européen ? Celui-ci peut-il avoir l'espérance, comme dans nos autres colonies, de s'y établir sans esprit de retour avec sa famille et d'y faire souche de créoles ? Il est difficile de répondre affirmativement à cette question. Tout ce qu'on peut dire, c'est que les essais d'acclimatement tentés jusqu'à ce jour n'ont guère été favorables. Le climat est si débilitant, les femmes européennes s'y portent si mal et s'anémient si vite, les grossesses y sont si pénibles, que jusqu'à présent les fonctionnaires et les commerçants n'ont pu, malgré les plus grandes précautions, des voyages fréquents en France, y séjourner plus de douze à quinze ans. Peut-être, à Saïgon même, s'établira-t-il plus tard une sorte de sélection parmi les couples les plus robustes, les plus sobres et les plus énergiques qui constitueront une souche de créoles ayant les aptitudes désirables pour vivre dans ce pays ! La Guyane a pu, malgré des conditions climatériques à peu près semblables, permettre à des Européens de s'y acclimater et de fonder quelques familles créoles assez clairsemées et peu robustes. Mais je crains bien que la Cochinchine ne reste une colonie de passage comme l'Inde où les fonctionnaires et les commerçants viendront séjourner pendant douze à quinze ans, les uns pour s'y faire une position, les autres pour y faire fortune. Cependant les Indes Néerlandaises ne jouissent pas d'un climat plus salubre que la Cochinchine et les Hollandais parviennent à y vivre et à s'y maintenir. L'acclimatement en Cochinchine pour les Européens est donc encore une question douteuse et que l'avenir seul se réservera de résoudre.

Le Tonkin offrira aux Européens des conditions tout à

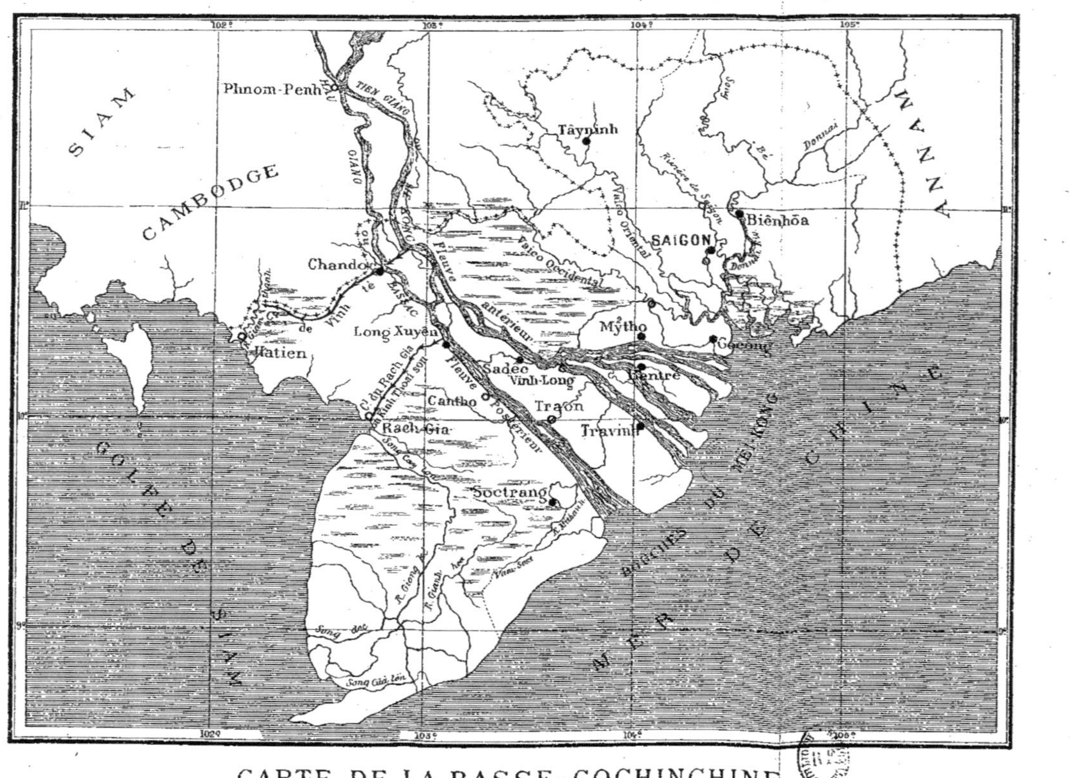

CARTE DE LA BASSE-COCHINCHINE

fait différentes et l'on peut affirmer, dès à présent, qu'ils pourront y vivre et s'y acclimater comme dans les autres colonies. Cette contrée est située plus au Nord ; l'hiver s'y fait assez sentir pour retremper les fibres amollies par un été extrêmement chaud. La Cochinchine, au contraire, est un climat chaud, humide, énervant sans discontinuité qui déprime les forces physiques et exige de fréquents voyages dans les pays plus tempérés à des intervalles assez rapprochés.

Nantes, imp. Mme ve Camille Mellinet. — L. Mellinet et Cie, sucrs.

www.ingramcontent.com/pod-product-compliance
Ingram Content Group UK Ltd.
Pitfield, Milton Keynes, MK11 3LW, UK
UKHW022139190726
13855UKWH00003B/1231